L'HYGIÈNE DE L'ALIMENTATION

CHEZ L'OUVRIER.

L'HYGIÈNE

DE L'ALIMENTATION

CHEZ L'OUVRIER.

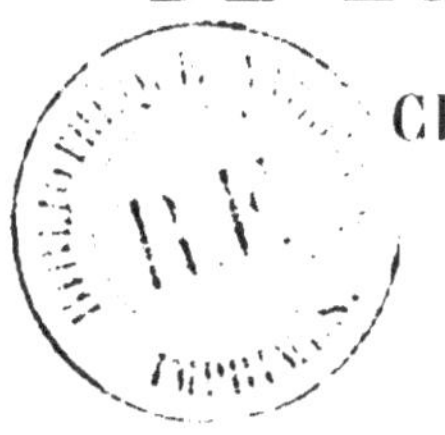

CONFÉRENCE

FAITE AU CONSERVATOIRE NATIONAL DES ARTS ET MÉTIERS,

LE 3 FÉVRIER 1884,

PAR

M. LE DOCTEUR GEORGE,

MAÎTRE DE CONFÉRENCES À L'INSTITUT NATIONAL AGRONOMIQUE.

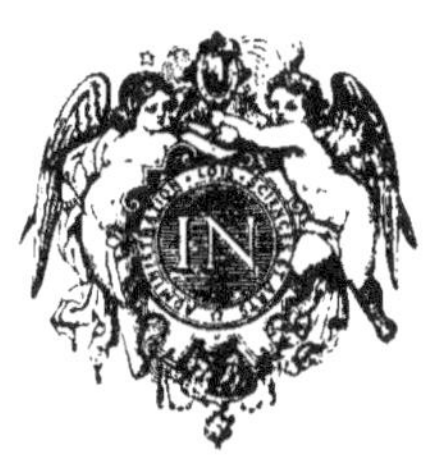

PARIS.

IMPRIMERIE NATIONALE.

M DCCC LXXXIV

L'HYGIÈNE DE L'ALIMENTATION

CHEZ L'OUVRIER.

Messieurs,

Permettez-moi, avant de commencer cette conférence, de vous en préciser exactement le sens et le but.

En parlant de l'ouvrier, j'entends l'ouvrier qui travaille; car le travail est la condition normale des sociétés civilisées; et les périodes de chômage sont des crises, douloureuses assurément, et dignes du plus profond intérêt; mais elles sont toujours accidentelles et passagères; ce sont des exceptions que nous ne devons pas prendre pour la règle; et le nom d'*ouvrier* n'aurait plus aucun sens, s'il devait arriver à signifier *un homme qui ne travaille pas.*

Nous prendrons donc, je vous le répète, l'ouvrier qui travaille, et qui, en travaillant, gagne le salaire légitime destiné à faire face à ses besoins.

Par cela même qu'il travaille, l'ouvrier dépense ses forces, et il doit les réparer, sous peine d'être rapidement épuisé. Mais, où doit-il chercher cette réparation? En d'autres termes, quelle est la source de la force musculaire?

Réside-t-elle dans les boissons ou dans les aliments?

C'est une opinion très répandue qu'un verre de vin ou

qu'un petit verre d'eau-de-vie peut rendre des forces aux travailleurs. Il s'agit de s'entendre: et la vérité, la voici.

Une petite quantité de boisson alcoolique, prise au milieu de la fatigue du travail, peut produire une excitation momentanée, analogue à celle que produit un coup de fouet sur un cheval. Mais vous savez aussi bien que moi, Messieurs, que l'on ne saurait nourrir un cheval à coups de fouet. Or, on ne peut pas davantage nourrir un homme à coups de verres de vin ou d'eau-de-vie.

Je ne voudrais pas assurément refuser au vin de bonne qualité les vertus hygiéniques qu'on lui a reconnues de tout temps. Ce n'est pas là ma pensée. Et cependant, remarquez-le bien, on peut ne boire que de l'eau et se porter à merveille. Dans tous les pays, il y a des personnes qui n'ont jamais bu que de l'eau et qui ont une excellente santé. Les boissons alcooliques ne sont donc pas indispensables : loin de là ! Il y a même un fait assez curieux : les tables de mortalité rédigées par les compagnies d'assurances anglaises (tables dressées d'après le calcul des probabilités, qui repose sur des observations nombreuses) attribuent une vie beaucoup plus longue aux individus qui s'abstiennent totalement de boissons alcooliques.

Pourtant, l'usage des boissons fermentées et des boissons alcooliques, du vin et de l'eau-de-vie (pour mieux préciser les habitudes de nos pays), est tellement entré dans nos mœurs, que ce serait une tentative inutile de vouloir les en exclure.

Mais ce que l'hygiène a le droit et le devoir de réclamer, c'est de réserver ces boissons pour l'usage exclusif des repas, et de les proscrire en dehors des repas. d'autant plus que les boissons consommées de la sorte sont souvent tellement frelatées (ce n'est un mystère pour personne, ni pour le débitant, ni même pour le consommateur), qu'elles deviennent un véritable poison.

Ce n'est donc pas aux boissons, même de bonne qualité, que nous demanderons la source de la force musculaire, ce sera aux aliments.

Vous n'attendez pas, Messieurs, que je passe en revue devant vous tous les aliments. Il me paraît préférable de les caractériser d'une façon sommaire en vous indiquant leur pouvoir nutritif suivant leur nature et leur origine.

Les aliments peuvent se diviser en deux groupes bien distincts, suivant qu'ils sont constitués par de la matière végétale ou par de la matière animale.

Le rôle des végétaux est d'une importance extrême dans la nature. Les végétaux ont pour fonction de transformer la matière minérale ou inorganique en matière organisée qui sert ensuite d'aliments aux animaux. Le végétal *mange de la pierre*, et avec cette pierre il fait de l'herbe, des légumes, des fruits. Sans les végétaux, qui convertissent l'écorce du globe terrestre en substance alimentaire, la vie serait impossible pour les animaux. Retenez-le bien, nous aurons à y revenir plus tard.

La trame des végétaux est formée d'une quantité plus ou moins considérable de substance ligneuse que les chimistes désignent sous le nom de *cellulose*. C'est la substance qui sert à former le bois. Elle résiste généralement à l'action de la digestion; et il en résulte que les végétaux contiennent ordinairement une assez faible quantité de substance alimentaire sous un volume assez considérable.

Il faut pourtant faire une distinction suivant la partie du végétal que l'on veut choisir.

A l'époque où se forme la graine, il s'accumule dans son intérieur une quantité relativement considérable de produits alimentaires très concentrés, c'est-à-dire très nourrissants sous un petit volume. Il se passe là ce qui se passe dans l'œuf de la poule, où s'accumulent des aliments concentrés pour subvenir au développement du petit poussin qui proviendra du germe contenu dans l'œuf. La graine est un véritable œuf végétal; elle aussi, elle contient un germe; et, lorsque ce germe se développera, il lui faudra une substance très nourrissante pour son accroissement.

Voilà pourquoi la graine, formée d'aliments concentrés, est plus nourrissante que le reste du végétal.

Le rôle des animaux, au point de vue de l'alimentation de l'homme, c'est de concentrer la substance végétale, de façon à nous donner un produit très nourrissant sous un très petit volume. Dans les végétaux, nous avions des machines servant à organiser la matière inorganique; dans les animaux, nous avons des machines à concentrer la matière végétale.

Si nous voulons nous rendre compte du résultat obtenu, prenons une des plus puissantes parmi ces machines animales : prenons un bœuf. Mettons-le au pâturage le matin et le soir. Je n'exagère pas en disant qu'à chaque repas il pourra prendre 50 kilogrammes d'herbe (vous verrez même dans un instant que sa capacité peut aller beaucoup au delà). Cela fait 100 kilogrammes par jour. De combien son poids augmentera-t-il ? D'un kilogramme environ. Supposons que ce kilogramme porte tout entier sur l'augmentation de la viande ; et nous arriverons à cette conclusion qu'un kilogramme de viande de bœuf représente la substance nutritive de 100 kilogrammes d'herbe.

Ces indications sommaires vont nous guider dans le choix de notre nourriture.

Si nous voulons des aliments peu concentrés, c'est-à-dire peu nourrissants, nous prendrons des herbes crues ou cuites (salade, oseille, épinards, etc.).

Si nous voulons des aliments plus concentrés et plus nourrissants, nous prendrons des graines végétales (telles que le blé, et le pain qui en dérive, les haricots, les pois, les lentilles), ou d'autres aliments féculents (comme la pomme de terre).

Enfin, si nous voulons des aliments aussi concentrés que possible, très nourrissants sous un petit volume, nous donnerons la préférence à la chair des animaux, à la viande.

La supériorité de la viande pour le travail musculaire a été établie par de nombreuses observations : je vous rappellerai seulement les plus importantes.

En 1841, à l'époque de la construction du chemin de fer de Paris à Rouen, on employait sur les chantiers simultanément des ouvriers français et des ouvriers anglais. On s'aperçut bien vite que les ouvriers anglais faisaient une quantité de travail notablement supérieure (d'un tiers environ) à celle des ouvriers français. On rechercha la raison de cette différence dans l'alimentation. Les ouvriers anglais étaient surtout nourris de viande ; les ouvriers français étaient surtout nourris de légumes. On mit les seconds au régime des premiers ; et on les vit bientôt fournir une somme de travail égale et même un peu supérieure, par ce motif qu'il y a dans le caractère du Français un entrain naturel qui le pousse à donner toute la mesure de ses forces, et parfois même au delà.

Je pourrais rapprocher de cet exemple celui des forges d'Ivry (près Paris), qui, à leur fondation, furent obligées de faire venir des ouvriers d'Angleterre pour les plus rudes travaux, jusqu'au jour où les ouvriers français, mis au même régime de la viande, eurent acquis la même vigueur et la même résistance.

En 1833, quand M. Talabot prit la direction des forges du Tarn, il y avait une perte moyenne de 15 journées par homme, pour une année, par le fait des maladies. Les ouvriers, nourris jusque-là presque exclusivement de légumes, furent mis au régime de la viande; et la perte du travail fut réduite à 3 jours par homme et par an, soit un gain de 12 jours de travail par homme dans l'année, ce qui, multiplié par le chiffre de 650 ouvriers, forme une quantité de travail qui n'est pas négligeable.

Dans la Côte-d'Or, on avait essayé de réduire les rations des vendangeurs à une soupe et à du pain en leur laissant le droit de manger du raisin à discrétion. On ne tarda pas à reconnaître la nécessité d'y ajouter de la viande pour soutenir leurs forces et augmenter leur travail.

Prenons enfin un dernier exemple dans l'antiquité. A Sparte, la viande était la nourriture des athlètes, et c'est à cet aliment qu'ils avaient recours pour pouvoir soutenir leurs forces dans leurs violents exercices musculaires.

Les peuples se composant d'individus, il en résulte que la supériorité de chaque individu donne à la collectivité une supériorité marquée. C'est ainsi que l'on attribue à l'usage du régime animal la domination exercée par l'empire romain sur les peuples de l'antiquité. De même, Isidore Geoffroy Saint-Hilaire attribue la domination de l'Angleterre sur l'Irlande et sur l'Inde à ce que la première consomme beaucoup de viande, tandis que les deux autres ne vivent que de légumes. Ajoutons que cette supériorité due à l'usage de la viande se retrouve jusque chez les peuples sauvages, comme nous le verrons dans quelques instants.

Il s'est trouvé cependant certains philosophes qui ont voulu interdire à l'homme l'usage de la viande. Parmi les philosophes de l'antiquité, Pythagore a gardé sous ce rapport une célébrité populaire. On a voulu renouveler ce régime à toutes les époques, et même de nos jours, où plusieurs hommes convaincus, mais exclusifs, ont fondé une société de *Végétariens* qui veulent condamner l'homme au régime végétal absolu. Ils disent, pour raison de cette prescription, que le bœuf peut déployer un travail musculaire énergique, et que pourtant il se nourrit d'herbe exclusivement.

C'est vrai. Mais il y a une condition importante dont il faut tenir compte : c'est de la différence qui existe entre l'appareil digestif de l'homme et celui du bœuf. Le bœuf est organisé pour digérer de l'herbe; il n'en est pas de même de l'homme.

Pour vous faire saisir cette différence, je vais mettre sous vos yeux [1] l'estomac de l'homme. Voyez quelle petite place il tient dans le corps. Voici au contraire l'estomac du bœuf : vous voyez qu'il remplit la moitié du corps de l'animal. J'ajouterai, pour mieux fixer vos idées, que l'es-

[1] Projections par M. Molteni.

tomac du bœuf peut contenir jusqu'à 75 kilogrammes d'herbe, c'est-à-dire environ le dixième du poids de l'animal : car un bœuf ordinaire de bonne taille, pèse de 700 à 800 kilogrammes. Sachez encore que l'animal passe sa journée tout entière à digérer cette quantité d'herbe, par une opération spéciale qu'on appelle la rumination.

Si nous transportons ces données à l'espèce humaine, l'estomac, chez un homme de 75 kilogrammes, devrait pouvoir contenir 7 kil. 1/2 d'herbe, soit la valeur d'une botte et demie de foin. Je n'ai pas besoin d'insister sur l'impossibilité où se trouve l'estomac humain de contenir une pareille quantité d'aliments. Cette simple observation est la condamnation du régime exclusivement végétal.

Quelle que soit la viande que nous choisirons, il est indispensable de lui faire subir une opération préalable d'une grande importance : je veux parler de la cuisson.

La plupart des viandes, même lorsqu'elles sont saines et de bonne qualité, contiennent des germes de parasites dont le développement, dans l'intérieur de notre corps, peut causer des accidents plus ou moins graves. Je ne vous parlerai pas du ver solitaire, l'ayant fait ici même l'hiver dernier [1]. Mais je ne puis passer sous silence un autre parasite qui fait beaucoup de bruit depuis quelques années, dont on s'occupe en ce moment même à l'Académie de médecine, et dont je vais placer l'image sous vos yeux. Il s'agit de la trichine. Vous voyez ici un morceau de viande trichinée, remplie de ces petites vésicules appelées *kystes*, où les trichines sont enfermées. Cette autre préparation, où tous les objets sont grossis, nous montre

[1] *L'hygiène nouvelle*, conférence faite au Conservatoire des arts et métiers, le 17 décembre 1882.

un kyste ouvert, contenant une trichine enroulée en spirale, ou, si vous aimez mieux, en forme de tire-bouchon.

Cet animal est bien petit ; car, une fois déroulé, il n'a guère qu'un millimètre de longueur. Sa finesse étant en même proportion, nous pouvons le comparer assez exactement à une pointe d'aiguille.

Lorsqu'un morceau de viande contenant des trichines vivantes est introduit dans l'estomac d'un animal, la viande est digérée, mais la trichine résiste. Elle donne naissance à une nombreuse progéniture, et c'est cette seconde génération qui va produire tous les ravages dont vous avez entendu parler. Les jeunes trichines percent les parois de l'estomac et de l'intestin, elles envahissent le corps tout entier des pieds à la tête, et le malade est, tout vivant, *mangé aux vers.*

On a vu fréquemment des épidémies de trichinose en Allemagne. Dernièrement encore il y a eu à Emersleben, en Saxe, du mois de septembre au mois de novembre 1883, une épidémie qui s'est traduite par 252 malades et 42 morts. Cette épidémie, fort bien étudiée sur place par deux professeurs de la faculté de médecine de Paris, MM. Brouardel et Grancher, nous a révélé une fois de plus pourquoi la trichinose existe en Allemagne et n'existe pas en France.

Les Allemands ont une habitude assez singulière : ils aiment beaucoup à manger la viande de porc à l'état de crudité, sous forme de hachis qu'ils étendent sur des tartines de pain. Lorsqu'ils tombent sur un porc trichiné, la trichine, restant vivante, produit tous les désordres dont elle est capable dans le corps qu'elle a envahi.

Les Français, au contraire, ont l'habitude de faire

cuire la viande de porc, et cette cuisson tue tous les parasites qui peuvent y être contenus, y compris la trichine.
Dans les millions de kilogrammes de salaisons américaines
que nous avons consommées il y a quelques années, dans
les porcs vivants que l'Allemagne nous expédie continuelle-
ment, et dont nous consommons la viande à l'état frais,
nous avons certainement consommé, avec cette viande, de
grandes quantités de trichines, mais à l'état cuit, c'est-
à-dire à l'état de cadavres inoffensifs. Sans la cuisson, tenez
pour certain que nous aurions eu la trichinose.

Cela est si vrai, Messieurs, que la seule épidémie de
trichinose qui ait été constatée en France était due à un
porc français, né et élevé dans le pays même. C'était au
mois de novembre 1878, à Crépy-en-Valois, chef-lieu de
canton du département de l'Oise. Sur 21 personnes qui
consommèrent cette viande trichinée, il y eut 16 malades,
1 mort, et 4 individus épargnés, par ce qu'ils avaient
mangé la viande *très cuite*.

Nous pouvons donc dire que la seule garantie que nous
ayons contre la trichine, c'est la cuisson ; mais en revanche
cette garantie est absolue.

Elle est aussi efficace contre les germes de maladies
contagieuses qui peuvent se trouver contenus dans la viande.
Des expériences faites sur les animaux ont démontré que
la morve, le charbon, la phtisie pulmonaire, la péri-
pneumonie contagieuse, la peste bovine, etc., peuvent se
transmettre par la viande d'animaux morts de ces maladies,
et consommée à l'état *cru*. Au contraire, ces viandes *cuites*
sont absolument inoffensives, comme l'a prouvé un cou-
rageux vétérinaire de Paris, M. Decroix, par des expériences qu'il a souvent répétées sur lui-même, et comme

l'ont maintes fois démontré des observations directes faites dans des cas spéciaux sur diverses populations humaines.

J'arrive maintenant au choix de la viande. A laquelle faut-il donner la préférence?

Tout d'abord, nous choisirons la viande fraîche et non salée, la viande entière et non hachée. Nous serons ainsi beaucoup plus sûrs des qualités de la viande que nous aurons à consommer.

Nous devons placer au premier rang, comme viandes saines et nourrissantes, celles du bœuf et du mouton, les *viandes de boucherie* par excellence. Nous laissons de côté les viandes *blanches* (viande de veau et viande d'agneau), qui, provenant d'animaux jeunes, sont beaucoup moins nourrissantes que la chair des animaux adultes, dont la viande est *rouge*.

Je serais fort embarrassé de vous dire, pour le bœuf et le mouton, lequel des deux mérite la préférence. Je crois qu'il n'y a là qu'une différence de goût personnel, et que, entre ces deux espèces de viandes, lorsqu'elles réunissent toutes les qualités qu'elles peuvent acquérir, on n'aurait aucune raison scientifique de proclamer la supériorité de l'une sur l'autre.

Dans un animal de boucherie, toutes les parties ne sont pas également agréables au goût, également nourrissantes, également faciles à digérer. Sous le rapport de ces diverses qualités, l'on a divisé la viande en plusieurs catégories que je vais vous indiquer rapidement.

Je place sous vos regards l'image d'un bœuf de boucherie, dépouillé de sa peau, tel que vous le voyez à l'étal du boucher. Toute la région postérieure, qui contient les meilleurs morceaux, forme la première catégorie.

La région antérieure constitue la deuxième. La troisième
catégorie comprend le dessous du ventre et de la poitrine,
les quatre pieds, la tête et le cou.

Vous pouvez voir que les masses charnues que nous
appelons de la *viande*, et que les anatomistes appellent des
muscles, sont formées de fibres nombreuses réunies en faisceaux plus ou moins compacts. L'engraissement a pour
objet de faire pénétrer la graisse entre tous ces faisceaux
musculaires, et de rendre la viande plus tendre et plus
agréable au goût, plus nourrissante et plus facile à digérer.
De là vient l'habitude d'engraisser les animaux avant de
les livrer à la boucherie. Or l'engraissement modéré (car
il ne faut pas dépasser le but, comme on le fait dans les
concours d'animaux gras) améliore tellement la chair des
animaux, que la viande de deuxième catégorie d'un bœuf
engraissé est supérieure à la viande de première catégorie
d'un bœuf maigre.

Je n'ai pas à vous indiquer à quels caractères, en *ma-
niant* avec les doigts certaines régions nommées *maniements*,
les bouchers reconnaissent un bœuf engraissé à point. Je
vous dirai seulement que, sur la viande coupée, il est très
facile de constater sur la tranche la présence de la graisse,
dont la couleur jaunâtre contraste avec la couleur rouge
des fibres musculaires et forme dans leur intervalle des
dessins irréguliers que l'on appelle le *marbré* ou le *persillé*
de la viande.

Je dois maintenant vous parler d'une autre viande, celle
du cheval, qui inspire encore à beaucoup de personnes
une répugnance marquée, et dont l'introduction dans l'alimentation est pourtant un grand bienfait.

Cette viande n'était guère employée autrefois, parmi les

peuples civilisés, que dans les sièges et les armées en campagne. Dans le récit de plusieurs villes assiégées vous verrez rapporter, comme une terrible extrémité, que l'on fut réduit à manger de la viande de cheval. Le baron Larrey, chirurgien des armées françaises au commencement de ce siècle, raconte à plusieurs reprises dans ses mémoires qu'il mangea et fit manger à ses soldats, aux blessés et aux malades, de la viande de cheval, et qu'il en obtint toujours d'excellents effets pour la santé des troupes.

De nos jours, un certain nombre de philanthropes ont entrepris une campagne persévérante pour introduire la viande de cheval dans l'alimentation ordinaire. Parmi tous les hommes dévoués qui se sont consacrés à cette tâche, je citerai particulièrement Isidore Geoffroy Saint-Hilaire et M. Decroix.

Ce fut après bien des démarches et bien des luttes que l'on obtint enfin de la préfecture de police l'autorisation nécessaire pour l'ouverture de la première boucherie de cheval à Paris. Cette boucherie fut ouverte le 9 juillet 1866. Dans le deuxième semestre de cette année, on consomma 902 chevaux. La consommation fut de 2,069 en 1867, et elle augmenta très peu les deux années suivantes. Arriva le siège de Paris, on se montra moins difficile. On consomma 65,000 chevaux, et encore on n'en avait pas à sa faim. Dans le deuxième semestre de 1871, la consommation était retombée au-dessous de 2,000. Elle remonta à 5,000 en 1872; puis elle s'éleva progressivement à 8,000 en 1873, à 10,000 en 1877, à 11,000 en 1879, et, en 1883, elle a dépassé 13,000. Il y a donc dans cette consommation, comme vous le voyez, un progrès marqué et continu.

Dans le nombre des chevaux consommés. l'on comprend un certain nombre d'ânes, dont le chiffre oscille de 3oo à 5oo. et de mulets, dont le chiffre varie de 3o à 5o.

La viande de cheval est très saine, très nourrissante; elle a pourtant un défaut que l'on ne saurait nier : elle est plus dure que celle du bœuf. Cette différence tient uniquement à l'âge des animaux; et les chevaux jeunes auraient sans doute la chair beaucoup plus tendre. Mais comme le cheval se paye bien plus cher en qualité d'animal moteur que ne pourrait le payer la boucherie, l'on réserve généralement, pour la consommation, des animaux âgés, que l'on prend rarement le soin d'engraisser.

Néanmoins, cet inconvénient peut se corriger par divers artifices culinaires que nous n'avons pas besoin d'indiquer, tels que la marinade, la cuisson à l'étouffée, etc.

Le goût de la viande de cheval se rapproche beaucoup de celui du gibier, du chevreuil en particulier. Le filet de cheval, mariné pendant quelques jours au vin de Madère, est souvent servi dans les restaurants (surtout après la fermeture de la chasse) sous le nom de filet de chevreuil ; et, lorsqu'il a été bien préparé et bien accommodé, il peut tromper même des palais exercés.

La viande du cheval est donc une nourriture très acceptable. Ajoutons que la viande du mulet lui est encore supérieure, et que celle de l'âne est supérieure à celle du mulet.

Mais le mérite le plus important de la viande de cheval, dans la question qui nous occupe, c'est la modicité de son prix. Si l'on prend les morceaux correspondants dans la viande de bœuf et dans la viande de cheval. on voit que

la seconde coûte environ moitié moins cher que la première.
Cette considération devrait être déterminante auprès des
classes laborieuses ; et pourtant, cet avantage la fait repous-
ser par ceux-là mêmes qui devraient y recourir : une fierté
déplacée leur fait considérer cette alimentation comme un
aveu d'indigence.

L'usage de la viande est souvent un besoin si impé-
rieux, que certaines peuplades sauvages, qui n'ont pas de
bétail, consomment la chair humaine à défaut d'autre.
Beaucoup de peuples africains ne considèrent leurs voisins,
et surtout les étrangers, que comme de la viande de boucherie.

Le célèbre voyageur Stanley, dans le récit du voyage
qu'il a fait en Afrique de 1874 à 1877, raconte que sur
le fleuve Livingstone, en aval de l'île de Kaïmmba, pendant qu'il descendait le courant avec ses compagnons, il
fut assailli par des indigènes, montés sur des canots ra-
pides, qui, arrivés à 25 ou 30 brasses de distance, leur
lancèrent des javelots en criant : «De la viande ! de la
viande ! » Stanley s'indigna qu'il y eût des gens qui ne vissent
en lui et dans ses compagnons que de la viande. Une décharge de mousqueterie dégagea le passage du fleuve.

Un peu plus loin nos voyageurs, arrivés à des îles nommées Kibommbo, trouvèrent les Amou-Nyams se disposant
à les attaquer. On leur tendit des anneaux de cuivre et de
longs chapelets de coquillages, avec des paroles de paix.
Ce fut en vain.

«Croyez-vous, répondit l'un d'eux, que nous puissions
renoncer à une telle quantité de viande pour un peu de
cuivre et des coquilles ? »

Et ils commencèrent à lancer sur les étrangers des

flèches empoisonnées. Il fallut une nouvelle décharge de mousqueterie pour les mettre en fuite.

D'après les analyses des chimistes, la viande humaine a sensiblement la même composition que la viande de bœuf. On s'explique ainsi qu'elle puisse être recherchée par ceux qui en ont goûté.

Un rapprochement assez singulier à établir, c'est que ces amateurs de chair humaine préfèrent les individus gras à ceux qui sont maigres. Ils semblent qu'ils aient constaté la supériorité de la viande engraissée, comme nous l'avons fait pour nos animaux de boucherie.

Enfin, une dernière remarque assez curieuse, c'est que ces peuples anthropophages, comparés à leurs voisins qui ne vivent guère que de végétaux, sont les plus braves à la guerre et les plus civilisés dans les arts de la paix. Il semble que la consommation fréquente de la viande, même humaine, leur donne sur les autres peuples une supériorité marquée.

Jusqu'ici, Messieurs, je ne vous ai parlé que de ce que l'on mange; mais ce n'est pas le tout de manger, il faut digérer. Une sentence très exacte dit que l'on vit non pas de ce que l'on mange, mais de ce que l'on digère. Il me faut donc vous parler de la digestion et tout d'abord la définir.

Les aliments réparent l'usure du corps en passant dans le sang. Ce passage, cette sorte de filtration, a reçu le nom d'absorption. Or les substances ne peuvent être absorbées qu'à l'état liquide. Cette vérité est aussi absolue pour les tissus des animaux que pour ceux des végétaux. Mais, là où éclate la supériorité de l'animal, c'est qu'il peut convertir les aliments solides en aliments liquides, tandis que le végétal ne le peut pas. C'est cette liquéfaction des solides qui a reçu le nom de *digestion*.

La digestion s'opère au moyen d'un certain nombre de liquides, véritables agents chimiques, que l'on appelle liquides ou sucs digestifs. Ces liquides sont produits par des organes glandulaires annexés à l'appareil digestif. Le tableau que je vais mettre sous vos yeux pourra vous donner une idée sommaire de ces diverses opérations. Sur ce tableau, représentant l'ensemble de l'appareil digestif chez l'homme, voici d'abord la bouche, contenant les dents, dont l'importance est extrême. En effet, les aliments sont d'autant mieux attaqués par les liquides digestifs qu'ils ont été mieux broyés par les dents. Sur les côtés de la bouche se trouvent les glandes salivaires, produisant la salive, qui a pour fonction de transformer en liquides les aliments féculents.

Les aliments s'engagent ensuite dans ce conduit qui va de la bouche à l'estomac et qu'on appelle œsophage. Arrivés dans l'estomac, ils sont soumis à l'action du suc gastrique, dont la fonction s'exerce surtout sur la viande.

A la suite de l'estomac vient l'intestin, qui reçoit, presque à son début, deux autres liquides digestifs : d'une part la bile, produite par le foie, et destinée surtout à la digestion des matières grasses; d'autre part le suc pancréatique, fourni par le pancréas (glande située en dessous et en arrière de l'estomac); le suc pancréatique exerce son action sur tous les aliments et il complète ainsi le rôle des autres liquides digestifs en assurant la liquéfaction des aliments qui leur auraient échappé.

Dans les parois de l'intestin viennent plonger des racines veineuses qui agissent exactement comme la racine des végétaux dans la terre, et qui puisent tous ces aliments liquéfiés pour les faire passer dans le sang qu'ils sont destinés à réparer. C'est là ce qui constitue l'*absorption*.

Ce serait une histoire très intéressante que celle des recherches physiologiques relatives à l'action des liquides digestifs, en commençant par celles de Réaumur en 1752, de Spallanzani en 1777, et en signalant successivement toutes les découvertes qui se sont succédé dans cette question. Mais une pareille étude m'éloignerait beaucoup trop de mon sujet. Je ne puis cependant me dispenser de vous indiquer en quelques mots le procédé général appliqué à ces sortes de recherches et le point de départ des opérations que l'on y emploie actuellement.

Un médecin américain, le docteur Beaumont, a raconté, dans un mémoire publié en 1833, de curieuses expériences qu'il venait de faire sur un soldat canadien, nommé Saint-Martin. Ce soldat avait reçu un coup de feu au creux de l'estomac, et il lui était resté une plaie qui ne s'était pas cicatrisée, ce que l'on appelle en langage chirurgical une *fistule*. Par cette ouverture, on voyait, au moment des repas, une « véritable pluie de suc gastrique » tomber du plafond de l'estomac. Le docteur Beaumont eut l'idée de recueillir ce liquide en introduisant une petite cuiller dans l'estomac; et, en mettant ce liquide en contact avec de la viande hachée en petits morceaux, contenue dans un verre maintenu à la température du corps humain, il vit la viande se transformer peu à peu en une bouillie grisâtre de plus en plus liquide, tout comme cela se passe dans l'estomac. Ce principe des *digestions artificielles*, établi par Spallanzani à l'aide du suc gastrique qu'il retirait de l'estomac des animaux au moyen d'une éponge retenue par une ficelle, est celui qui préside à toutes les expériences de cette nature.

Ces sortes de fistules sont inoffensives. Elles n'empêchent pas l'individu de vivre. Le Canadien du docteur Beaumont était encore vivant et bien portant vingt-cinq ans plus tard, et le docteur Smith renouvelait sur lui les mêmes expériences en 1858.

C'est à la suite du mémoire du docteur Beaumont et en voyant l'innocuité de la fistule stomacale (ou gastrique) du soldat canadien, qu'un de nos compatriotes eut l'idée d'essayer de généraliser ce procédé de recherches en le transportant aux animaux. Le docteur Blondlot, de Nancy, pratiqua le premier sur des chiens les fistules gastriques que Claude Bernard devait utiliser si largement à partir de l'année suivante. Je mets ici sous vos yeux un chien pourvu d'une fistule gastrique, avec tout l'ensemble de l'appareil qui permet de recueillir ce liquide lorsque l'on en a besoin.

On appliqua bientôt ce même procédé des fistules à l'étude de la salive, de la bile, du suc pancréatique, en un mot, de tous les liquides digestifs, à l'aide desquels on put faire des digestions artificielles en essayant l'action de ces liquides sur les aliments de toute espèce.

Si nous appliquons ces découvertes à l'hygiène de la digestion, nous pouvons facilement nous expliquer les conditions qui favorisent cette fonction. Je vous en citerai trois principales : la mastication. la cuisson des aliments, et les assaisonnements ou condiments.

Je vous signalais tout à l'heure l'importance des dents pour la digestion, en vous disant que, plus les aliments solides étaient divisés. plus l'action des liquides digestifs s'exerçait énergiquement sur eux. Cela est si vrai, que les mauvaises dents sont une cause fréquente de mauvaises digestions; et souvent, lorsque la denture est trop insuffisante, des dents artificielles peuvent réparer le mal et rendre à la digestion son activité perdue.

La cuisson des aliments, dont je vous ai déjà indiqué les avantages pour la destruction des germes malfaisants, présente encore une autre utilité. Pour un grand nombre d'aliments, surtout parmi ceux qui sont empruntés aux végétaux, la cuisson les rend plus faciles à attaquer par les sucs digestifs. Cette notion est applicable aux animaux aussi bien qu'à l'homme, et, dans l'élevage et l'engraissement du bétail, on a souvent recours à la cuisson des aliments, parce que l'on a remarqué, suivant l'expression employée, que les aliments cuits *font plus de profit*, c'est-à-dire qu'ils sont digérés plus complètement et livrent à l'absorption une plus grande quantité de substance.

Les condiments agissent d'une façon différente. Ils provoquent une production plus considérable de liquides digestifs, et par conséquent ils permettent la digestion d'une quantité plus considérable de matière alimentaire. Voilà comment les condiments réveillent l'appétit et favorisent la digestion, et pourquoi leur présence sur nos tables, ainsi que leur emploi dans la cuisine, sont parfaitement justifiés par la physiologie.

Il me reste un dernier point à traiter: la quantité d'aliments qu'il convient de consommer.

Beaucoup de causes peuvent faire varier la quantité des aliments consommés. La première de toutes, c'est la quantité des aliments produits.

Les végétaux, je vous l'ai dit et j'ai eu soin d'y insister, sont la source de toute alimentation. S'ils viennent à manquer, les animaux qui s'en nourrissent meurent de faim : car la famine peut frapper les animaux en même temps que les hommes eux-mêmes. En 1877 et 1878, toute une province du Brésil, située du 4e au 5e degré de latitude sud, fut en proie à des sécheresses persistantes dont voici le résultat en deux mots : cent mille têtes de bétail périrent de soif et de faim; et plus de cent mille hommes moururent de misère, de faim et de soif. Le gouvernement brésilien, dans ces deux étés de 1877 et 1878, voulut envoyer des secours aux malheureuses populations; mais les animaux employés au transport de ces secours mouraient de soif et de faim en route.

Autrefois, les famines étaient fréquentes en Europe; aujourd'hui, grâce à la facilité des communications, elles ont disparu. Il faut remonter presque à quarante ans pour en retrouver un exemple dans la famine qui désola les Flandres en 1846 et 1847. En raison de cette facilité des communications, on peut faire venir des pays lointains les subsistances nécessaires. Si la récolte du blé vient à manquer en France, nous ferons venir du blé de l'Algérie, ou de la Russie méridionale, ou même de l'Amérique.

Il n'en est pas de même dans l'extrême Orient. Là, les famines sont encore fréquentes, parce que la population est extrêmement nombreuse, les moyens de communication difficiles, et que les habitants, vivant de très peu de chose (un peu de riz ou de millet), ne peuvent guère voir diminuer ce *très peu* sans arriver à *rien*.

Parmi les famines les plus récentes de ces contrées, je vous rappellerai d'abord celle qui ravagea la Chine de 1874 à 1878, qui fit sept millions de victimes, et qui poussa les malheureux affamés à l'anthropophagie. On raconte que les parents en vinrent à manger leurs enfants; mais, n'osant pas les tuer, ils chargeaient leurs voisins de cette horrible besogne, et leur rendaient en échange le même service.

Il faut citer aussi la famine qui a frappé l'Inde en 1877, surtout dans les provinces de Madras, de Bombay, de Mysore. On ramassait les gens morts dans les rues, dans les champs, au bord des routes. Au mois d'août 1878, à la Chambre des Communes d'Angleterre, le secrétaire parlementaire au Ministère du commerce, M. Edward Stanhope, avouait que la famine de 1877 avait fait dans les Indes 1,350,000 victimes. D'après d'autres estimations, cette famine n'aurait pas enlevé moins de quatre millions d'hommes.

Si je m'arrête un instant sur ces fléaux lamentables, je veux tout de suite vous dire à quelle idée j'obéis.

Un poète latin, Lucrèce, a exprimé, dans un passage resté célèbre, la pensée suivante : « Il est doux, en face de la mer immense, lorsque les vents déchaînés bouleversent l'océan, de contempler du rivage le navigateur luttant contre la tempête; non pas qu'on ait du plaisir à voir les tourments d'autrui, mais parce qu'on éprouve une certaine satisfaction en voyant à quels malheurs on pourrait être exposé et de quels malheurs on est exempt. »

Ce sentiment est d'une justesse absolue; j'ajouterai qu'il est d'une philosophie profonde et d'une sagesse parfaite. C'est dans ce sentiment que nous devons chercher la résignation nécessaire pour supporter les ennuis de notre destinée. Il n'est guère d'individu qui ne puisse voir, autour de lui, d'une part des gens plus heureux, d'autre part des gens plus malheureux. Si nous regardons les gens plus heureux que nous, nous nous trouvons malheureux par comparaison : si nous regardons les gens plus malheureux que nous, nous nous trouvons heureux par comparaison. Nous devons donc, pour être heureux, regarder non pas au-dessus de nous, mais au-dessous. Je ne saurais trop, Messieurs, vous recommander ce sage précepte dont l'application universelle serait bien désirable, car elle n'aurait pas seulement des conséquences individuelles excellentes ; j'ose dire qu'elle aurait une portée sociale incalculable.

Voilà pourquoi je vous ai parlé de ces malheureux affamés de la Chine et de l'Inde ; et, pour vous faire encore mieux sentir leur détresse, je vais placer devant vos regards un tableau représentant une famille de faméliques indiens. Je dois vous avertir que dans ce tableau la fantaisie n'a aucune part. Ce n'est pas ce qu'on appelle, en terme d'atelier, un dessin *fait de chic ;* non, c'est une photographie qui représente les faits dans leur épouvantable réalité. Voyez cette famille entière ravagée par la faim ; voilà des vieillards, des hommes, des femmes, et jusqu'à des enfants à la mamelle, arrivés au dernier degré de l'amaigrissement. Sur les os, il n'y a plus que la peau ; la figure présente une expression d'angoisse extrême : ce sont de véritables squelettes ; et ils vivent encore ! Lorsqu'on voit un pareil tableau, on est pris d'un immense sentiment de pitié, et en même temps on se félicite que de semblables calamités ne se produisent plus dans notre pays.

Dans nos sociétés européennes, où il y a des subsistances venues soit du dedans, soit du dehors, quelle est la quantité d'aliments que l'on doit consommer ?

Les statisticiens et les économistes se sont préoccupés de cette question, et ils ont cherché à la résoudre par des chiffres inflexibles. Ces chiffres sont destinés à déterminer et à fixer ce qu'on appelle les *rations alimentaires*.

La *quantité* de la ration varie forcément suivant la nature ou la *qualité* des aliments. Si la ration est surtout composée de viande, elle doit être moins abondante; si elle n'est composée que de végétaux, elle doit être beaucoup plus considérable. Je vais vous en donner un exemple par les deux rations suivantes, que j'emprunte à M. de Gasparin. La première est la ration de l'ouvrier anglais travaillant au chemin de fer de Rouen, en 1841; la seconde est la ration ordinaire de l'ouvrier irlandais.

Voici d'abord la ration de l'ouvrier anglais:

Pain.	750 grammes.
Viande	650
Pommes de terre.	1 000
Bière.	2 litres.

Voici d'autre part la ration de l'ouvrier irlandais:

Pommes de terre.	6000 grammes.
Lait	500
Bière.	1 litre.

Vous voyez que la quantité d'aliments solides de l'ouvrier anglais n'atteint même pas la moitié de celle de l'ouvrier irlandais. Mais elle contient une quantité de viande énorme, que nous ne trouverions dans aucune autre ration des pays tempérés.

Et si vous voulez envisager ce régime dans ses conséquences, vous constaterez que la prospérité de l'Angleterre augmente sans cesse, et que sa population, depuis le commencement du siècle, présente un accroissement qui la place au premier rang sous ce rapport, car la Prusse ne vient qu'au second rang. Au contraire, l'Irlande est de plus en plus misérable, et sa population, au lieu d'augmenter, présente depuis 1840 une décroissance continue, qui la place sous ce rapport au dernier rang des nations, ou plutôt qui en fait une nation à part, dont la courbe descendante, dans les tableaux graphiques de la statistique. coupe en travers toutes les courbes, plus ou moins ascendantes, des autres nations.

Les rations alimentaires, comme nous venons de le voir, varient donc de quantité suivant la nature des aliments qu'elles contiennent. Au surplus, les animaux nous le démontrent. Les herbivores mangent une quantité journalière d'aliments équivalente au dixième de leur poids. soit les 10 centièmes; les carnivores ne mangent que le quart de cette ration, car leur alimentation journalière est seulement des 2 ou 3 centièmes de leur poids.

Si nous examinons les chiffres des rations qui ont été établies pour l'homme, nous voyons qu'ils peuvent varier énormément. Tandis qu'un Vénitien du seizième siècle. célèbre par sa sobriété qui le fit devenir centenaire, Cornaro, n'accorde à l'homme par jour que trois quarts de livre (375 grammes) d'aliments solides et un peu moins d'un demi-litre de vin (440 grammes); un autre Italien, contemporain de Louis XIV et professeur à l'Université de Padoue, Sanctorius, évalue la ration normale à 4 kilogrammes. Et ces chiffres n'étaient pas des *à peu près :* Cornaro pesait ses aliments et ses boissons dans une balance: quant à Sanctorius. il se mettait lui-même dans une balance; et quand il avait atteint le poids voulu, il s'arrêtait de boire et de manger.

Une gravure du temps nous a conservé l'image de Sanctorius dans sa balance; c'est une bizarrerie assez singulière, que je place en ce moment sous vos yeux.

Mais la balance de Cornaro, non plus que celle de Sanctorius, ne sont des moyens pratiques, et nous devons y renoncer.

J'ajouterai, Messieurs, que nous devons même renoncer à l'application individuelle des rations. Le chiffre des rations n'est qu'une moyenne pour calculer les provisions destinées à un grand nombre d'individus (ouvriers, soldats, collégiens). Mais ce chiffre ne peut s'appliquer mathématiquement aux individus: l'un mange plus que l'autre, et les parts sont forcément inégales.

D'ailleurs, le même individu doit faire varier la *qualité* et la *quantité* de ses aliments; et la ration, au lieu d'être fixe, doit être essentiellement variable suivant diverses conditions et surtout, pour l'ouvrier, suivant l'énergie qu'exige le travail à accomplir.

Pourtant, même avec la viande, qui doit prédominer comme aliment de force, il faut des légumes et du pain, c'est-à-dire des aliments qui occupent un certain volume et qui calment la faim en remplissant l'estomac et l'intestin, en formant ce que l'on appelle, en hygiène vétérinaire, du *lest*. Les légumes seuls apaisent la faim, sans nourrir suffisamment; la viande seule nourrit assez, mais elle n'apaise pas la faim.

Vous voyez, Messieurs, que je ne suis pas exclusif, et que je fais aux Végétariens plus de concessions qu'ils ne veulent nous en accorder.

Je m'arrête, Messieurs, je ne voudrais pas abuser de votre bienveillante attention.

Si j'ai réussi à vous exposer clairement ma pensée, vous comprendrez, je l'espère, l'importance de l'alimentation substantielle dans tous les travaux exigeant une grande fatigue.

On parle souvent de l'alimentation à bon marché, un rêve philanthropique dont la réalisation se heurte à mille obstacles. Laissez-moi vous dire que la véritable alimentation à bon marché, ce n'est pas celle qui coûte le moins d'argent, c'est celle qui produit le plus de force et de travail.

Choisissez donc les aliments de force. Supprimez, s'il le faut, sur les autres dépenses, pour reporter sur celle-là tout le nécessaire. Si l'alimentation est insuffisante, les forces s'épuisent, la maladie survient; le travail cesse, et le salaire avec lui; et c'est le cas de répéter le dicton populaire si juste et si vrai : « Il vaut mieux porter son argent au boulanger et au boucher, qu'au pharmacien et au médecin. » C'est un médecin, Messieurs, qui vous donne ce conseil désintéressé, en échange de l'attention sympathique que vous avez bien voulu lui accorder, et dont il vous prie de recevoir ses plus sincères remerciements.